Shaik Mobeen
Sreelakshmi R.

A REVOLUÇÃO DO LASER

Shaik Mobeen
Sreelakshmi R.

A REVOLUÇÃO DO LASER

Uma compreensão concisa do LASER

ScienciaScripts

Imprint

Cover image: www.ingimage.com

This book is a translation from the original published under ISBN 978-620-8-22437-0.

Publisher:
Sciencia Scripts
is a trademark of
Dodo Books Indian Ocean Ltd. and OmniScriptum S.R.L publishing group

120 High Road, East Finchley, London, N2 9ED, United Kingdom
Str. Armeneasca 28/1, office 1, Chisinau MD-2012, Republic of Moldova, Europe
Printed at: see last page
ISBN: 978-620-8-33952-4

ÍNDICE

INTRODUÇÃO

Durante o início do século XX, os princípios físicos do laser começaram a ser compreendidos com a introdução da teoria quântica de Neils Bohr (1913), na viragem do século, Albert Einstein desenvolveu teorias essenciais para o laser, quase 60 anos antes da construção do primeiro laser, que mostrava fracos flashes de luz vermelha. Theodore Maimen (1960), da empresa aeronáutica Hughes, fabricou o primeiro laser. Utilizou o rubi como meio e o laser produziu impulsos de luz na região vermelha do espetro, a 694 nm. Em menos de um ano, os lasers comerciais estavam disponíveis.

Laser é um acrónimo de amplificação da luz por emissão estimulada de radiação. Este acrónimo descreve o princípio de lasing. Há várias décadas atrás, o laser era considerado como um raio da morte, a derradeira arma de destruição, algo que se encontraria numa história de ficção científica. Depois, os lasers foram desenvolvidos e utilizados, entre outros locais, nos espectáculos de luz. O feixe brilhava, apresentava cores puras, vibrantes e intensas. Hoje em dia, os lasers são utilizados em scanners de supermercado, em leitores de discos compactos e como ponteiro para um professor. Os lasers vão desde os activados por gases naturais, elementos, moléculas ou cristais artificiais até aos utilizados para medir a distância à Lua. Tem sido utilizado para fins práticos numa vasta gama de indústrias, classificando-se entre as aplicações mais significativas do laser as da medicina e da medicina dentária. Com a medicina dentária na era da alta tecnologia, temos a sorte de dispor de muitas inovações tecnológicas para melhorar o tratamento e o diagnóstico, incluindo câmaras de vídeo intra-orais, cad-cam de imagens por computador e unidades de abrasão a ar. No entanto, nenhum instrumento é mais representativo do termo alta tecnologia do que o laser. Os procedimentos dentários realizados atualmente com o laser são tão eficazes que deveriam estabelecer um novo padrão de cuidados.

Ao contrário de muitos campos da medicina e da cirurgia, em que o tratamento com laser representa uma única fonte de solução, na medicina dentária a utilização de um laser é considerada adjuvante na prestação de uma fase de gestão de tecidos conducente à realização de um procedimento completo em tecidos duros ou moles. O primeiro laser foi utilizado num dente extraído há 47 anos. A maioria dos doentes recua perante a ideia de uma broca de alta ou baixa velocidade e os que são expostos a uma cirurgia consideram que a hemorragia associada e as nódoas negras nos tecidos interferem com as funções normais de fala e alimentação. Grande parte do entusiasmo em torno da utilização do laser em medicina dentária tem-se centrado na possibilidade de encorajar a aceitação por parte dos doentes, evitando a dor e o desconforto pré e pós-operatórios. Os procedimentos a laser oferecem uma medicina dentária de alta qualidade e de vanguarda devido à nova modalidade de tratamento e à melhoria dos tratamentos tradicionais, com uma menor necessidade de anestesia durante o tratamento e uma grande redução ou ausência de dor pós-tratamento, tornando a experiência do doente mais fácil.

Os instrumentos laser permitem um acesso fácil ao local anatómico e são capazes de ablação da lesão na proximidade de estruturas normais. O acesso é proporcionado por uma peça de mão e um sistema de aplicação que utiliza uma técnica sem contacto (livre) ou com contacto (ponta de contacto) e uma série de espelhos ou a condução de energia radiante através de uma fibra de quartzo flexível. As lesões na proximidade de tecido normal podem ser tratadas com uma destruição mínima das células normais adjacentes, uma vez que a precisão do laser com um tamanho de ponto focal extremamente pequeno causa uma penetração mínima e a morte celular colateral à incisão do laser.

Os lasers são utilizados em várias disciplinas da medicina dentária, incluindo medicina oral e radiologia maxilofacial, prótese, periodontia, pedodontia, endodontia, implantologia, dentisteria cosmética e operatória e cirurgia oral e maxilofacial. Os lasers podem ser utilizados na deteção de cáries, na remoção de cáries incipientes, na polimerização de resinas compostas e no condicionamento do esmalte.

Foram desenvolvidas versões mais recentes do laser para cortar o esmalte sem pôr em perigo a polpa. Assim, num futuro próximo, os lasers poderão substituir as brocas mecânicas na preparação de cavidades. Os lasers também podem ser utilizados em cirurgias periodontais, de implantes de fase II, pré-protésicas e endodônticas, para o tratamento de lesões vasculares e em terapia fotodinâmica. No tratamento de lesões pré-malignas, como a leucoplasia, o laser provou ser o tratamento de eleição. Os lasers também foram utilizados para a ressecção do carcinoma espinocelular t_1 e t_2 com resultados retumbantes e vantagens variadas em relação a outras modalidades de tratamento.

O futuro dos lasers dentários é risonho. Algumas das mais recentes investigações em curso abordam a utilização de lasers dentários para regeneração guiada de tecidos, fixação de tecidos conjuntivos e soldadura de tecidos.8 Quando utilizados de forma eficaz e ética, os lasers são uma modalidade de tratamento excecional para muitas condições que os dentistas ou especialistas em medicina dentária tratam diariamente.

A decisão de incluir os lasers nos cuidados dentários quotidianos dependerá não só de considerações financeiras, mas também da forma como a sua utilização pode aumentar a rentabilidade da clínica. O fator mais importante na tomada dessa decisão será a compreensão da forma como os comprimentos de onda do laser interagem com os tecidos orais, juntamente com uma apreciação da forma como essa utilização pode melhorar a gestão dos doentes. Os lasers dentários oferecem ao dentista não só uma janela, mas também uma porta para estas áreas de alta tecnologia, gratificantes e potencialmente lucrativas. Os recentes avanços na tecnologia laser e a investigação sobre o seu potencial prepararam o terreno para uma revolução na prática dentária.

REVISÃO DA LITERATURA

A utilização mais antiga da fotoquimioterapia ou a utilização de um fotossensibilizador exógeno para absorver a luz e produzir um efeito terapêutico remonta a 1400 a.C. Os índios utilizavam um medicamento chamado psoraleno, obtido a partir de plantas, para tratar o vitiligo. Era preparada uma loção que era aplicada na pele, que era depois exposta à luz solar. Os egípcios também utilizavam os psoralenos para tratar doenças de pele. A luz é utilizada como agente terapêutico há muitos séculos. Na Grécia antiga, o sol era utilizado na helioterapia, ou seja, a exposição do corpo ao sol para o restabelecimento da saúde.

O princípio físico do laser começou a ser concretizado com a introdução da teoria quântica de Neils Bohr (1913). Albert Einstein (1917) publicou o artigo "Zur Quantum Theorie Der Stralung" (a teoria quântica da radiação, explicando o efeito fotoelétrico). Einstein supôs que um fotão podia penetrar na matéria, onde colidiria com um átomo. Como todos os átomos têm electrões, um eletrão seria ejectado do átomo pela energia do fotão com grande velocidade. Previu também que quando existe inversão de população entre os níveis de energia superiores e inferiores dos sistemas atómicos, é possível realizar radiação estimulada amplificada, que é a luz laser. A emissão de radiação electromagnética estimulada tem a mesma frequência (comprimento de onda) e fase (coerência) que a radiação incidente.

Charles Townes (1953), em experiências com micro-ondas, produziu um dispositivo que permitia amplificar esta radiação fazendo-a passar por gás amoníaco. Este foi o primeiro maser (amplificação de micro-ondas através da emissão estimulada de radiação) e foi desenvolvido para auxiliar os sistemas de comunicação e a cronometragem (o "relógio atómico"). Percebeu-se que apenas uma fração da energia incidente era convertida em energia do maser, sendo a maior emissão sob a forma de calor; a potência de saída dos primeiros masers era da ordem de alguns micro-watts.

Townes e Schawlow (1958) examinaram os princípios do maser, que acabaram por ser utilizados para a conversão da energia luminosa utilizando a luz das partes visível e infravermelha do espetro eletromagnético. Esta análise introduziu os princípios da amplificação da luz através da radiação de emissão estimulada ou laser.

Theodore Maimen (1960) estimulou com êxito os cristais de rubi a produzirem luz vermelha com um comprimento de onda de 0,69 nm, tendo assim sido desenvolvido o primeiro laser.51 No espaço de um ano, o oftalmologista utilizou este dispositivo para fotocoagulação. Snitzer (1961) desenvolveu o segundo laser, o laser de neodímio.

Ralph H Stern e Reidar F Sognnaes (1964) iniciaram a investigação sobre o laser dentário na Faculdade de Medicina Dentária da Universidade da Califórnia em Los Angeles e relataram o desenvolvimento de crateras e a fusão vítrea do esmalte e a penetração e carbonização da dentina após um único impulso de milissegundo de laser de rubi com 500 a 2000 j/cm .[2]

Townes, Basov e Prokhrov (1964) receberam o Prémio Nobel pelo desenvolvimento do laser.10bridges (1964) e Geusic (1964) desenvolveram o laser de árgon de onda contínua e o laser Nd:YAG, respetivamente. Este laser de gás de onda contínua de 488 nm (azul-verde) era fácil de controlar e a sua elevada absorção pela hemoglobina tornava-o adequado para a cirurgia da retina; em breve, estavam disponíveis sistemas clínicos para o tratamento de doenças da retina. Patel (1964) desenvolveu o laser de dióxido de carbono e utilizou-o nos laboratórios da Bell.

Taylor et al (1965) foram os primeiros a relatar os efeitos histológicos do laser de rubi na polpa dentária. Observaram extensa necrose hemorrágica e rutura da camada odontoblástica nos incisivos de animais de laboratório, que foram expostos a um pulso de 3 milissegundos de um laser de rubi variando de 35 a 55 j. Também foram relatados danos a dentes adjacentes e estruturas circundantes como resultado da dispersão do feixe de laser.

O Dr. Leon Goldman (1965), um dermatologista, foi o primeiro a relatar a utilização do laser num dente humano vital. Enquanto experimentava a remoção de tatuagens utilizando o laser de rubi, focou dois impulsos de luz vermelha num dente do seu irmão dentista, o que resultou numa fissuração indolor do esmalte. Assim, o primeiro dentista a laser foi um médico e o primeiro doente a laser foi um dentista.

Polanyi (1965) foi o primeiro a efetuar uma intervenção cirúrgica com laser de dióxido de carbono. Yahr e Scully (1966) identificaram e documentaram as propriedades específicas de corte e hemostáticas do raio laser de dióxido de carbono em funcionamento contínuo. Adrian (1971) confirmou a existência de lesões e destruição pulpares extensas com o laser de rubi, mesmo com níveis de potência muito reduzidos. Em experiências conduzidas por stern (1974), observou-se que, sob parâmetros específicos de exposição ao laser de rubi, ocorria um aumento da resistência à penetração do ácido no esmalte, sugerindo um possível papel do laser na prevenção da cárie.

Yamamoto et al (1974), da Faculdade de Medicina Dentária da Universidade de Tohoku, foram os primeiros a relatar a aplicação dentária do laser de neodímio a tecidos orais vitais em animais experimentais. Numa série de experiências, determinaram que o laser Nd:YAG era uma ferramenta eficaz para inibir a formação de cáries incipientes, tanto in vitro como in vivo.

No início da década de 1980, ficaram disponíveis lasers mais pequenos mas mais potentes. A maioria destes sistemas eram lasers de CO2 utilizados para cortar e vaporizar tecidos e lasers de árgon para utilização oftálmica.
Estes lasers de "segunda geração" eram todos sistemas de onda contínua, que tendem a causar lesões térmicas não selectivas, e a sua utilização adequada exigia uma longa "curva de aprendizagem" e cirurgiões laser experientes.

O Dr. Terry Myers e o Dr. William (década de 1980), um oftalmologista, realizaram experiências para remover cáries incipientes. Pouco depois, iniciou-se o desenvolvimento de um verdadeiro laser dentário. O D-lase 300 foi o primeiro verdadeiro sistema de laser dentário concebido especificamente para aplicação dentária. Melcer et al (1984), ativamente envolvidos na aplicação clínica do laser de dióxido de carbono para a vaporização de cáries, relataram o tratamento bem sucedido de mais de 1.000 pacientes em ensaios clínicos de remoção de cáries. Frame e Fisher (1984) de Inglaterra apresentaram vários trabalhos sobre o tratamento de lesões orais benignas e pré-malignas utilizando o laser de dióxido de carbono Frame, Pecaro e Pick (1985) foram os primeiros a utilizar o laser de dióxido de carbono em lesões dos tecidos moles orais e procedimentos periodontais. Melcer et al (1987) concluíram ainda que o laser de dióxido de carbono podia induzir a formação de dentina secundária e a esterilização da dentina e da polpa exposta.

A Food and Drug Administration (1987) concedeu a aprovação de comercialização para utilização de laser em cirurgia oral à empresa de laser Pfizer para um sistema de laser de dióxido de carbono portátil de 10 W. Em 1989, após a aprovação das autorizações de comercialização pela divisão de dispositivos médicos da Food and Drug Administration nos Estados Unidos, grupos de dentistas especialistas em laser juntaram-se para formar clubes de estudo locais, sociedades e organizações diversas com o objetivo de recolher e partilhar informações relacionadas com a sua utilização. Outro grande avanço foi a introdução de dispositivos de digitalização no início da década de 1990, permitindo um controlo computorizado preciso dos feixes de laser. Os lasers digitalizados e pulsados revolucionaram a prática da cirurgia plástica e cosmética, tornando possível o re-surfacing a laser seguro e consistente, bem como aumentando a consciencialização do público para a medicina e cirurgia a laser.

FÍSICA DE LASER

Física laser simplificada para dentistas:

LASER é o acrónimo de Light Amplification by Stimulated Emission of Radiation (Amplificação da Luz por Emissão Estimulada de Radiação). A emissão espontânea ocorre quando os átomos são excitados para um estado de energia mais elevado, os seus electrões ocupam órbitas excitadas, mas caem espontaneamente para uma órbita do estado fundamental com a libertação concomitante de um pacote de energia denominado fotão.

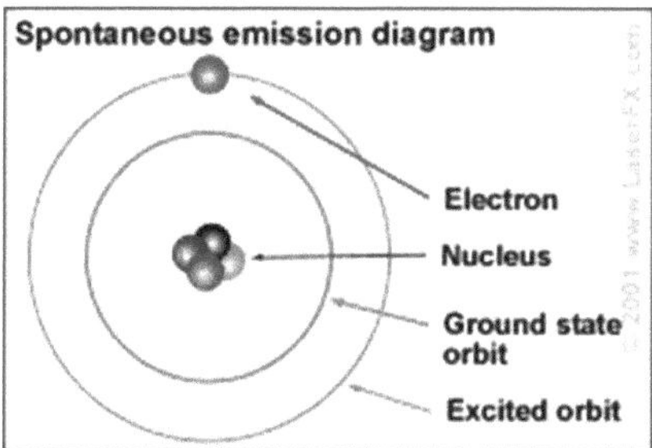

A emissão estimulada, no entanto, ocorre quando os átomos são energizados por calor, luz ou descarga eléctrica.

Num laser, a fonte de bombeamento fornece esta energia a uma cavidade ótica (ressoador), que contém átomos excitáveis (o meio de laser). À medida que estes decaem, libertam fotões de energia.

A câmara ótica é revestida por um espelho totalmente refletor numa extremidade e por um espelho parcialmente refletor (parcialmente transmissivo) na outra extremidade, o que faz com que os fotões "ressoem" de uma extremidade para a outra, escapando alguns através do espelho transmissivo. À medida que o "bombeamento" da fonte de energia continua, o número de átomos excitados no meio excede o número de átomos no estado fundamental. Este fenómeno é designado por inversão da população. Alguns átomos excitados decaem espontaneamente para criar fotões livres. Estes interagem com outros átomos excitados sem serem absorvidos, mas também provocam o decaimento do átomo excitado, que liberta então outro fotão antes de regressar ao estado fundamental. Para que o lasing ocorra, o fotão incidente deve continuar com o mesmo comprimento de onda e estar em fase com o fotão emitido. Os dois fotões livres interagem com mais dois átomos excitados, gerando quatro fotões. Este processo continua, onde quatro se tornam oito, oito se tornam dezasseis e assim por diante. O número de fotões que estimulam os átomos excitados aumenta exponencialmente e resulta numa reação em cadeia de fotões que gera o feixe laser. Este é carateristicamente monocromático (comprimento de onda comum), colimado (não divergente) e em fase (coerente). Este surge através do espelho parcialmente refletor. A interação entre os fotões e os átomos de elevado estado energético resulta na emissão estimulada de fotões e o efeito aditivo destes fotões em fase é conhecido como amplificação da luz - daí a amplificação da luz por emissão estimulada de radiação.

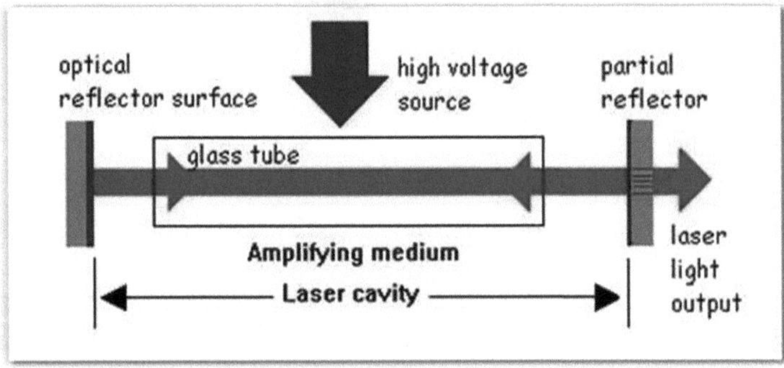

PROPRIEDADES DO LASER

As propriedades importantes da luz laser que a distinguem da luz branca são a monocromaticidade, a direccionalidade, a colimação e a coerência.

Monocromatismo

Os lasers emitem luz monocromática ou que tem especificamente um único comprimento de onda. Os lasers de diferentes tipos emitem um comprimento de onda específico. Cada tipo de tecido absorve um determinado comprimento de onda muito melhor do que outros. Este fator baseia-se na consistência do tecido, na sua espessura e nos cromóforos significativos do tecido, como a hemoglobina e a melanina.

Direccionalidade

Há pouca divergência do laser à saída do dispositivo laser e o feixe pode percorrer uma distância considerável mantendo o seu paralelismo. A maioria dos lasers a gás ou de estado sólido emite feixes laser com um ângulo de divergência de aproximadamente um mili radiano. Isto significa que, depois de percorrerem um quilómetro, se espalharão até um metro de diâmetro. Por este motivo, os lasers são extremamente perigosos.

Colimação

Refere-se a um feixe com limites espaciais específicos, o que garante que o tamanho e a forma do feixe emitido pela cavidade do laser são constantes. Assim, o laser produz um feixe de luz quase paralelo. Se a luz paralela do laser for focada através de uma lente, será focada num ponto limitado pela difração, o ponto focal mais pequeno possível. Esta propriedade é especialmente útil em medicina. Assim, o laser é capaz de focar a luz num ponto focal mínimo e ter a maior densidade de energia para ablacionar o tecido com luz.

Coerência

A coerência é uma propriedade exclusiva dos lasers. As ondas de luz produzidas por um laser são uma forma específica de energia electromagnética. Um laser produz ondas de luz que são fisicamente idênticas. Estão todas em fase umas com as outras, ou seja, têm uma amplitude idêntica (todos os picos e vales têm o mesmo tamanho) e uma frequência idêntica

Alta potência

A elevada densidade de energia do laser é útil em medicina, uma vez que permite ao cirurgião utilizar o laser para ablação. É a capacidade do laser para focar o feixe laser num pequeno ponto que permite obter uma elevada densidade de energia (irradiância).

CONCEPÇÃO A LASER

Os componentes básicos do laser incluem:

Tubo da caixa/cavidade ótica:
O tubo de alojamento ou cavidade ótica encapsula o meio laser e contém funcionalmente o processo de absorção, emissão espontânea e emissão estimulada. O material do tubo pode ser de metal, cerâmica ou ambos. Em ambas as extremidades do invólucro existem espelhos, um espelho totalmente refletor de um lado e um espelho parcialmente refletor do outro lado, montados com precisão de modo a ficarem exatamente paralelos um ao outro. Esta disposição permite a reflexão de fotões de luz para trás e para a frente através da câmara, resultando eventualmente na produção de uma intensa ressonância de fotões no meio. O segundo espelho, que é parcialmente refletor, permite que uma parte da luz laser escape para o dispositivo de saída. Uma vez que o processo não é 100% eficiente e que alguma energia é convertida em calor, é necessário proporcionar algum arrefecimento.

Lasing/meio ativo:
Um meio de iluminação é um material capaz de absorver a energia produzida por uma fonte de extensão externa e, subsequentemente, libertar o excesso de energia sob a forma de fotões de luz. Isto é normalmente conseguido através da excitação de electrões para níveis de energia mais elevados, sendo os fotões de luz gerados quando estes electrões caem para bandas de energia mais baixas. Os meios de laser podem ser sólidos (cristais ou semicondutores), líquidos ou gasosos. A composição e a estrutura do meio de iluminação determinam o comprimento de onda de saída e o nome de um determinado laser.16 O meio está localizado dentro da câmara de ressonância (tubo laser).

Energia da bomba/fornecimento de energia:
É utilizada uma fonte de energia para excitar ou bombear os átomos no meio de laser para os seus níveis de energia mais elevados, necessários para a

produção de radiação laser. A fonte de bombagem pode ser energia eléctrica, química, térmica ou ótica. A energia desta fonte primária é absorvida pelo meio ativo, resultando na produção de luz laser. Este processo é muito ineficiente, com apenas cerca de 3-10% da energia incidente a resultar em luz laser, sendo o restante convertido em energia térmica. A dinâmica da energia incidente ao longo do tempo tem uma influência fundamental nas caraterísticas do modo de emissão de um determinado laser. Uma descarga eléctrica de alimentação contínua resultará numa alimentação contínua semelhante de emissão de luz laser.

Sistema de arrefecimento:

A produção de calor é um subproduto da propagação da luz laser. Aumenta com a potência de saída do laser e, por conseguinte, com lasers de corte de tecidos pesados, o sistema de arrefecimento representa o componente mais volumoso. Os sistemas de arrefecimento coaxial podem ser assistidos por ar ou água.

Painel de controlo:

Isto permite a variação da potência de saída com o tempo, que é definida pela frequência do mecanismo de bombagem. Outras instalações podem permitir a alteração do comprimento de onda (instrumentos multi-laser) e a impressão da energia laser fornecida durante a utilização clínica.

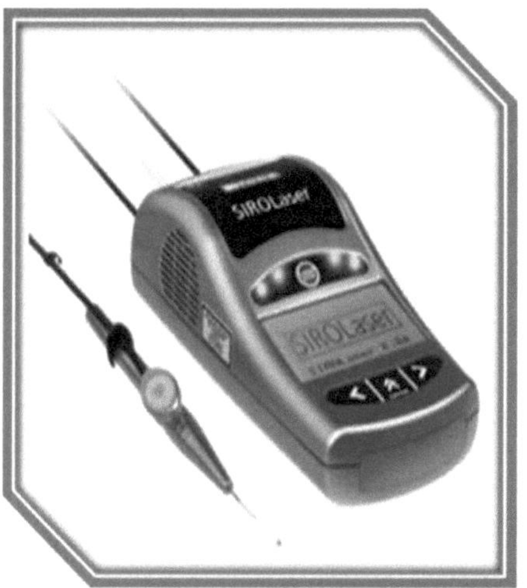

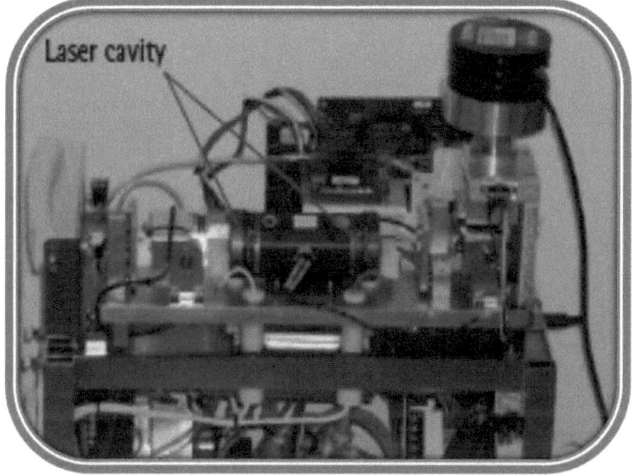

Fig: Uma máquina laser, mostrando a cavidade do laser (meio ativo, ressoador ótico). O hardware circundante inclui o mecanismo de bombagem, o sistema de arrefecimento e outros circuitos

MODO DE ENTREGA

MODOS DE EMISSÃO: CARACTERÍSTICAS DE POTÊNCIA

O feixe laser pode emitir luz nos seguintes modos

1. Onda contínua
2. Picado
3. Modo de impulso fechado
4. Modo superpulsado e modo ultrapulsado
5. Luz do flash a pulsar
6. Q-switching
7. Modo focado / desfocado
8. Modo de contacto e sem contacto

A luz laser pode ser de onda contínua (CW) ou pulsada. Estes dois lasers interagem com os tecidos de forma diferente. A intensidade de pico elevada que é produzida, durante um curto intervalo, impede alguma difusão térmica e causa menos danos térmicos do que com o laser CW. No entanto, a quantidade total de luz recebida pelo tecido é a mesma para os lasers pulsado e CW. Os lasers podem ser pulsados de segundos a femtossegundos. Existem diferentes mecanismos utilizados para obter diferentes comprimentos de impulso. O obturador mecânico é utilizado para obter impulsos entre um milissegundo e um segundo, o que bloqueia o feixe de laser. Normalmente, uma lâmina metálica roda para dentro do feixe e bloqueia-o para permitir a emissão do feixe laser. O obturador limita-se a bloquear o feixe quando não está ativado. O mais rápido que o obturador mecânico se pode mover é um milissegundo.

Existem também lasers alimentados por lâmpadas de flash que atingem impulsos mais curtos. Normalmente variam entre um microssegundo e um milissegundo. A fonte de excitação é de curta duração nas lâmpadas de flash. O laser só é emitido quando a lâmpada de flash está acesa. Os impulsos mais curtos são obtidos por comutação Q ou por corte eletrónico do impulso. A duração do impulso varia entre 10 nanossegundos e 10 microssegundos. Para o obturador, é utilizada uma célula de Pockels. Trata-se de um cristal que faz rodar a polarização da luz quando é aplicada uma tensão elevada. As células de Pockels com filtro polarizador produzem um obturador rápido.

1. Modo de onda contínua (CW)

Quando as máquinas laser estão configuradas num modo de onda contínua, a amplitude do feixe de saída é expressa em termos de Watts. O laser emite radiação continuamente a um nível de potência constante que pode situar-se entre 10 e 100 W. O laser de CO2 é o laser mais utilizado em cirurgia geral. Tal como a maioria dos lasers de gás, pode funcionar em modo CW, mantendo uma descarga contínua através do gás.

2. Modo picado

A saída do laser CW pode ser interrompida por um obturador que "corta" o feixe em sequências de impulsos curtos. O nível máximo de potência de cada impulso é o mesmo que o obtido no modo CW. A duração do impulso quando o obturador está aberto é limitada pelo obturador e é tipicamente de 100 a 500 minutos. A potência média de saída do laser operado no modo picado é inferior à do modo CW porque, durante o ciclo de trabalho entre o início de um impulso e o início do seguinte, a saída é zero durante algum tempo enquanto o obturador está fechado.

3. Modo de impulso ou de controlo

Os lasers de gás, tais como o laser de CO2, podem ser gated ou pulsados eletronicamente. O gating permite que a duração dos impulsos seja comprimida, produzindo um aumento correspondente na potência de pico que é muito superior à normalmente disponível no modo CW.

4. Modo Super Pulso

Foi desenvolvido um modo de laser de CO2 "superpulsante" eletronicamente. O termo "superpulso" é utilizado para descrever a saída de um laser de alta potência de pico com uma duração de impulso curta, normalmente entre centenas de microssegundos (1ms = 1x106 segundos). Um laser de CO2 que fornece 25 watts de potência no modo CW pode produzir 125 a 500W no modo de superpulsação. O impulso produzido durante a super pulsação pode ter uma elevada taxa de repetição de 50 a 250 impulsos por segundo, o que permite que a saída do laser pareça quase contínua durante a utilização.

5. Pulsação da lâmpada de flash

Nestes sistemas, é utilizada uma lâmpada de flash para bombear o meio de iluminação, normalmente para lasers de estado sólido (por exemplo, Nd:YAG). Tal como no CO2 pulsado, as potências de pico são mais elevadas, uma vez que a energia está confinada a impulsos de curta duração. A duração da lâmpada de flash, normalmente de 0,1 a 0,8 mseg (100 a 800 seg), determina a duração do impulso de saída.

6. Modo ultra-pulso

A descarga pulsada no laser de CO2 de porta, excitado por radiofrequência, pode ser intensificada brevemente para produzir um impulso de saída com um pico mais plano, denominado ultrapulso. Este modo produz um impulso de saída com uma potência de pico elevada que é mantida durante mais tempo e fornece mais energia em cada impulso do que no modo de superpulso. A duração do ultra-pulso é ligeiramente inferior.

7. Q-switched

Pulsos de duração mais curta são obtidos com Q-switching. Um Q-switching simples utiliza um espelho rotativo como parte da cavidade ótica. Só quando o espelho rotativo está alinhado com precisão com o espelho de saída é que é possível obter lasing, pelo que este é limitado a um intervalo de tempo muito curto (1-10 nano segundos). Entre os alinhamentos, a energia é armazenada na população excitada. O resultado é um impulso de curta duração (1µs a 1ms), cuja intensidade de pico é várias ordens de grandeza superior (até 10W) à obtida com os modos de impulso anteriores. Este flash de potência extremamente elevada é também designado por impulso gigante.

8. Modos de contacto e sem contacto

No **modo de contacto**, a ponta da fibra é colocada em contacto com o tecido. Baseia-se em dois princípios diferentes. A primeira técnica é a criação do efeito de "ponta quente", quer com pontas esculpidas revestidas a safira, quer permitindo a acumulação de restos de tecido carbonizado na ponta de fibra. Com este princípio, uma ponta limpa é colocada em contacto com o tecido para absorver a energia do laser. Em qualquer uma das técnicas, o tecido carbonizado formado na ponta da fibra ou no contorno do tecido aumenta a absorção da energia do laser e os efeitos resultantes no tecido. A carbonização pode ser eliminada com um jato de água. A vantagem do modo de contacto é que existe um feedback de controlo para o operador.

No **modo sem contacto,** a ponta da fibra é colocada longe do tecido alvo. O modo sem contacto baseia-se no pigmento e na água presentes no tecido. A criação de carvão na superfície do tecido também aumentará a absorção de energia na superfície e melhorará a eficiência. A incisão pode ser feita dirigindo a energia para um ponto (aumentando o calor gradualmente) e movendo-a ao longo de um único caminho. Pintar uma grande área irá contornar e esculpir o tecido. Diminuir a energia coagula e permite a hemostase. No modo sem contacto, o médico opera com controlo visual com a ajuda de um feixe de mira ou observando o efeito de tecido que está a ser criado. Esta modalidade é útil para seguir o contorno dos tecidos, mas a desvantagem é a perda da sensação tátil.

9. Modos focado e desfocado

O **modo focado** é quando o feixe de laser atinge o tecido no ponto focal ou no diâmetro mais pequeno. O feixe é focado por lentes dentro do próprio laser. Este diâmetro depende do tamanho da lente utilizada. No guia de ondas ocas, existe um ponto exato onde a energia é maior (ponto focal). No caso dos lasers que utilizam fibras ópticas, este ponto encontra-se na ponta da fibra ou próximo dela. Este modo também pode ser referido como modo de corte. As biopsias são efectuadas no modo focalizado.

O modo desfocado é aquele em que o modo é afastado do plano total. Assim, o tamanho do feixe que atinge o tecido tem um diâmetro maior, fazendo com que uma área maior de tecido seja vaporizada. No entanto, a intensidade do laser / densidade de potência é reduzida. É utilizado em frenectomias e na remoção de hiperplasias papilares inflamatórias.

TIPOS DE LASERS

I. De acordo com a construção física do laser

1. Gás

    Árgon

    Hélio-neão

    Dióxido de carbono

2. Líquido

3. Sólido

    KTP

    Nd:YAG

    Er,Cr:YS

    G Er:YAG

4. Semicondutores

    Díodo

II. De acordo com os perigos potenciais - Normas ANSI e OHSA

Classe	Riscos	Exemplo
I	Sistema totalmente fechado	Sistema de soldadura a laser Nd:YAG utilizado num laboratório dentário
II	Laser visível de baixa potência protegido pelo reflexo de pestanejar	Feixe de mira vermelho visível de um laser cirúrgico
III a	Laser visível superior a 1 miliwatt	Sem exemplos dentários
III b	Unidade laser de maior potência (0,5 watts) que pode ou não ser visível. A visão direta é perigosa para os olhos	Laser de díodo de baixa potência (50 miliwatts) utilizado para bio-estimulação

IV	Possibilidade de danos nos olhos e na pele. A visão direta ou indireta é perigosa para os olhos	Todos os lasers utilizados para cirurgia oral, branqueamento e preparação de cavidades

III. <u>Os lasers são classificados em lasers duros e lasers macios</u>

Lasers suaves

Trata-se de uma fonte de energia fria e baixa emitida em comprimentos de onda que, segundo alguns, estimulam a atividade celular. Utilizam geralmente díodos laser semicondutores. São utilizados principalmente para gerar tecidos, aliviar a dor, reduzir a inflamação e o edema e acelerar a cicatrização. Os três principais lasers suaves são os lasers de hélio-néon (He-Ne), de galio-arseneto (Ga-As) e de galio-alumínio-arseneto.

Lasers rígidos

Os lasers duros têm um comprimento de onda mais longo e produzem um efeito térmico que corta o tecido por coagulação, vaporização e carbonização. Os três tipos mais comuns utilizados em medicina dentária são o árgon, o dióxido de carbono e o Nd:YAG.

IV. <u>De acordo com o tipo de meio que sofre a ação do laser</u>

1. Árgon
2. Díodo
3. Nd:YAG
4. Hólmio:YAG
5. Família do érbio (Er,Cr:YSG, Er:YAG)
6. Dióxido de carbono (CO)2
7. KTP
8. Hélio-néon (He-Ne)
9. Laser Excimer
10. Rubi

1. Laser de árgon

Bridges (1964) desenvolveu o laser de árgon, que se situa no espetro visível azul-verde (por isso são visíveis). O meio ativo é o gás árgon energizado por uma descarga eléctrica de alta corrente. O laser é fornecido por fibra ótica em modo de onda contínua e em modo pulsado. Existem dois comprimentos de onda de emissão do laser de árgon utilizados em medicina dentária: 488nm (azul) e 514nm (verde). A emissão de 488 nm é exatamente o comprimento de onda necessário para ativar a canforoquinona, o foto-iniciador mais utilizado que provoca a polimerização da resina em materiais de restauração compostos fotopolimerizáveis. O laser de árgon também pode ser utilizado com outros materiais dentários, como a pasta de impressão activada por luz e os géis de branqueamento activados por luz.

O comprimento de onda de 514nm tem o seu pico de absorção no pigmento vermelho. Os tecidos que contêm hemoglobina, hemossiderina e melanina interagem facilmente com este laser, pelo que tem excelentes capacidades hemostáticas. É utilizado em contacto com o tecido com uma fibra de vidro flexível de pequeno diâmetro. A extremidade deve ter uma borda bem definida, chamada de clivagem, que deve ser refeita durante o procedimento. O tratamento da doença periodontal inflamatória aguda e de lesões altamente vascularizadas, como um hemangioma, seria ideal para o laser de árgon.

Ambos os comprimentos de onda não são bem absorvidos nos tecidos duros dentários e são pouco absorvidos na água. A fraca absorção no esmalte e na dentina é vantajosa quando se utiliza este laser para cortar e esculpir os tecidos gengivais, uma vez que não há interação nem danos na superfície do dente durante esses procedimentos. Ambos os comprimentos de onda também podem ser utilizados como auxiliares na deteção de cáries. Quando a luz do laser de árgon ilumina o dente, a área doente e cariada aparece com uma cor vermelho-alaranjada escura e é facilmente discernível das estruturas saudáveis circundantes.

2. Díodo

Os lasers de díodo têm um meio ativo sólido, fabricado a partir de cristais semicondutores que utilizam uma combinação de alumínio, gálio e arsenieto para transformar a energia eléctrica em energia luminosa. Os comprimentos de onda disponíveis para utilização dentária variam entre cerca de 800 e 980 µm, o que os coloca no início da parte invisível e não ionizante do infravermelho próximo do espetro. Cada máquina fornece energia laser por fibra ótica nos modos CW e gated-pulse, utilizados normalmente em contacto com o tecido. A fibra ótica tem de ser cortada e preparada antes da utilização inicial e, ocasionalmente, durante procedimentos longos, para garantir o funcionamento eficiente do laser.

Todos os comprimentos de onda de diodo são muito bem absorvidos pelo tecido pigmentado, embora a hemostasia não seja tão rápida como com o laser de árgon. Estes lasers são relativamente pouco absorvidos pela estrutura dentária, pelo que a cirurgia dos tecidos moles pode ser efectuada com segurança na proximidade do esmalte, da dentina e do cemento. O laser de díodo é um excelente laser cirúrgico de tecidos moles indicado para cortar e coagular gengiva e mucosa e para curetagem de tecidos moles ou desbridamento sulcular.

É necessário ter cuidado ao utilizar o modo de emissão contínua devido ao rápido aumento térmico no tecido alvo. A principal vantagem dos lasers de díodo é a utilização de um instrumento de menor dimensão. As unidades são portáteis e compactas e podem ser facilmente deslocadas com um tempo de preparação mínimo.

3. Nd:YAG

Geusic et al (1964) desenvolveram o laser Nd:YAG, que significa Neodymium Yttrium- Aluminium-Garnet. Este laser de estado sólido é constituído por cristais de ítrio-alumínio-guarnet dopados com neodímio. O mecanismo de bombagem do Nd;YAG é a lâmpada de flash. O comprimento de onda de emissão é de 1064nm, que se situa no infravermelho próximo invisível

porção do espetro eletromagnético. O instrumento funciona em modo pulsado de funcionamento livre, em contacto com o tecido, com durações de impulsos curtos na ordem das centenas de microssegundos.

A energia do laser é altamente absorvida pela melanina, mas menos pela hemoglobina, em comparação com o árgon, e é aproximadamente 90% transmitida através da água. Clinicamente, é utilizado para corte e coagulação de tecidos moles e desbridamento sulcular. É ligeiramente absorvido pelos tecidos duros dentários, mas há pouca interação com a estrutura sólida do dente, pelo que as cirurgias dos tecidos moles adjacentes podem ser realizadas com segurança e precisão. A lesão cariosa superficial pigmentada pode ser vaporizada sem remover o esmalte saudável circundante. Durante a utilização, a extremidade da fibra tem de ser cortada e limpa; caso contrário, a luz laser perde rapidamente a sua eficácia. Quando utilizado num modo sem contacto e desfocado, este comprimento de onda pode penetrar vários milímetros nos tecidos moles, o que pode ser utilizado para procedimentos como a hemostase, o tratamento de úlceras aftosas e a analgesia pulpar.

4. Hólmio:YAG

O meio de iluminação consiste numa barra de cristal de ítrio, alumínio e granada dopada com hólmio (Ho:YAG). Em conjunto com o érbio e o túlio, a eficiência do bombeamento ótico do hólmio é aumentada. Emite radiação na banda do infravermelho médio do espetro eletromagnético, com um comprimento de onda de 2100 nm. A sua fonte de energia que excita o cristal é uma lâmpada de flash de alta intensidade. Este comprimento de onda tem a capacidade de ser transmitido através de uma fibra ótica (quartzo) e a radiação é entregue aos tecidos num modo de feixe livre sem contacto. É absorvido pela água 100 vezes mais do que o Nd:YAG e, em potências máximas, pode ablacionar tecidos calcificados duros, mas não reage com a hemoglobina ou outros pigmentos dos tecidos. É frequentemente utilizado em cirurgia oral para cirurgia artroscópica da articulação temporomandibular e tem utilizações médicas.

5. família do érbio (Er, Cr:YSGG e Er:YAG)

Existem dois comprimentos de onda distintos com propriedades semelhantes que utilizam o érbio. Em primeiro lugar, o Er,Cr:SGG (2790nm) tem como meio ativo um cristal sólido de granada de ítrio-escândio-gálio dopado com érbio e crómio. O Er:YAG (2940nm) tem como meio ativo um cristal sólido de granada de ítrio-alumínio dopado com érbio. Ambos os comprimentos de onda estão próximos da fronteira entre o infravermelho próximo e o infravermelho médio, invisíveis e não ionizantes do espetro. Ambos os lasers são fornecidos por fibra ótica no modo pulsado de funcionamento livre. Na extremidade da fibra, uma peça de mão e pontas de vidro de pequeno diâmetro concentram a energia do laser até um tamanho cirúrgico conveniente, aproximadamente 0,5 µm. Estes dois comprimentos de onda têm a absorção mais elevada na água do que qualquer outro comprimento de onda dentário e têm uma elevada afinidade para a hidroxiapatite.

Estes lasers são ideais para a remoção de cáries e preparação dos dentes quando utilizados com um spray de água. A estrutura sã do dente pode ser melhor preservada quando o material cariado está a ser ablacionado. O aumento do teor de água das cáries dentárias permite que o laser interaja preferencialmente com o tecido doente. A superfície saudável do esmalte pode ser modificada para aumentar a adesão do material de restauração, expondo-a à energia do laser. A indicação atual para a utilização deste laser em endodontia é a remoção de tecido pulpar e dentina e o alargamento do canal e em periodontia para destartarização. A vantagem destes lasers para a dentisteria de restauração é que a lesão cariosa na proximidade da gengiva pode ser tratada e o tecido mole recontornado com o mesmo instrumento.

6. Laser de dióxido de carbono (CO)₂

Patel e colegas (1964) fabricaram um laser de CO_2 . O laser de CO_2 é um laser de meio gasoso ativo que deve ser emitido através de um guia de ondas tipo tubo oco em modo contínuo ou de impulso fechado. O comprimento de onda de 10 600 nm coloca-o na extremidade da parte ionizante invisível do infravermelho médio do espetro.

O meio de iluminação de um laser de CO_2 contém, na realidade, uma mistura de gases CO_2 , azoto e hélio. No laser de CO_2 , o processo torna-se bastante eficiente se as moléculas de azoto forem bombeadas com a energia de uma descarga eléctrica aplicada ao tubo do laser (fonte de bombagem). A corrente contínua (DC) pode ser passada através do meio de laser ou o meio pode ser bombeado com um campo elétrico intenso de radiofrequência (rf). A corrente eléctrica bombeia o N_2 para o estado excitado. O N_2 transfere esta energia armazenada ao colidir com o CO_2 no estado fundamental. O CO_2 bombeado emite então fotões de infravermelhos (10,6μm) e regressa ao estado fundamental. O hélio é também adicionado à mistura gasosa de N_2 e CO_2 para facilitar a transferência de calor do meio de laser para as paredes da cavidade do laser. É utilizado um líquido de arrefecimento em circulação para remover o excesso de calor.

O laser de CO2 não pode ser aplicado numa fibra ótica. Em vez disso, é utilizado um guia de ondas oco com uma peça de mão. A energia do laser é conduzida através do guia de ondas e é focada no local da cirurgia sem contacto. A perda da sensação tátil é uma desvantagem para o cirurgião, mas a ablação do tecido pode ser precisa com uma técnica cuidadosa. As lesões de grandes dimensões podem ser tratadas facilmente com um simples movimento de vaivém; o procedimento decorre rapidamente porque não é necessário tocar no tecido. A atual tecnologia do sistema de aplicação limita um pouco as suas aplicações em tecidos duros, mas a investigação em curso mostra resultados favoráveis na modificação da superfície e no reforço do esmalte dentário para aumentar a resistência à cárie.
É bem absorvido pela água. Pode cortar e coagular facilmente os tecidos moles, tem uma profundidade de penetração reduzida nos tecidos, o que é importante no tratamento de lesões das mucosas. É especialmente útil no corte de tecidos fibrosos densos. Tem a maior absorção em hidroxiapatite de

qualquer laser dentário, cerca de 1000 vezes superior à série de lasers de érbio (Er).

7. Laser de potássio-tanil-fosfato (KTP)

O laser KTP é um laser Nd:YAG de frequência dupla, que produz um feixe verde visível de 532 nm ao passar a saída do laser Nd:YAG através de um cristal de potássio-titanil-fosfático. É absorvido pela hemoglobina e pelo pigmento melanina. A penetração do laser KTP nos tecidos é de 1-3 mm.

8. Laser de hélio-néon (HE-NE)

O gás hélio é utilizado como meio ativo no laser de hélio-neão, produzindo um feixe vermelho visível de 632,8 nm. É bem absorvido pela hemoglobina e pelo pigmento melanina. Na maioria dos casos, é utilizado como feixe de mira para o laser de CO2 e o laser de Nd:YAG.

9. Excimer laser

Os lasers de excímero (ou "excited dimmers") são uma classe de lasers de gás, formados pela excitação de gases de terras raras e pela sua subsequente reação com átomos de halogenetos, como o flúor ou o cloro. Estas moléculas existem apenas no seu estado excitado e dissociam-se instantaneamente aquando da emissão da radiação. Depois de esta molécula transitória existir como radiação, decompõe-se nas suas partes atómicas, que se encontram então nos seus estados fundamentais. Como a molécula de excímero tem um tempo de vida medido em nanossegundos e os excímeros são sistemas de energia de 2 níveis, o laser de XeCl pode fornecer 180 milijoules de energia radiante num impulso de 30 nanossegundos. A luz do laser XeCl tem um comprimento de onda de 308 nm, situando-se na parte visível do espetro.

10. Laser de rubi

Esta energia laser é formada pela excitação do cristal de rubi através de duas lâmpadas de flash. Com isto, inicia-se o processo de emissão estimulada. O laser de rubi produz luz vermelha num comprimento de onda de 694nm em impulsos curtos, de 28 segundos e nanossegundos, com elevada energia. A luz com este comprimento de onda é absorvida por determinados pigmentos de tatuagem, especialmente o carbono e a melanina. Além disso, a duração do impulso é mais curta do que o tempo de relaxamento térmico dos melanossomas, pelo que é possível uma extrema seletividade e precisão no tratamento de certas lesões pigmentadas benignas.

LASERS EM MEDICINA E RADIOLOGIA ORAL

Lasers de dióxido de carbono

É utilizado mais frequentemente em cirurgias de tecidos moles. Tem um comprimento de onda de 10.600 nm e é facilmente absorvido pela água. Por conseguinte, não penetra demasiado profundamente nos tecidos (0,1-0,23 mm) sem uma utilização repetida ou prolongada. É utilizado idealmente para lesões superficiais, rejuvenescimento da pele e remoção de sialólitos.

Lasers Nd:YAG

Tem um comprimento de onda de 1.064 nm. É utilizado principalmente em procedimentos de tecidos moles. Além disso, também é utilizado na remoção de tatuagens e de determinadas lesões pigmentadas.

Lasers Ho:YAG

É utilizado para cirurgia artroscópica e cirurgia de tecidos moles. Tem um comprimento de onda de 2.100 nm.

Lasers Er:YAG

Estes lasers são mais vulgarmente utilizados para o tratamento de tecidos duros e para o rejuvenescimento da pele. Têm um comprimento de onda de 2944 nm.

Lasers de árgon

Com um comprimento de onda de 488,514 nm, são facilmente absorvidos pela hemoglobina e pela melanina e são úteis no tratamento de lesões pigmentadas e anomalias vasculares.

Lasers de díodos

Têm um comprimento de onda de 620 a 900 nm e são utilizados para tratar lesões dos tecidos moles orais.

APLICAÇÕES DO LASER EM MEDICINA ORAL

Patologias da mucosa oral

Leucoplasia

É definida pela OMS como "uma mancha ou placa branca que não pode ser caracterizada clínica ou patologicamente como qualquer outra doença". É considerada uma lesão pré-cancerosa comum da mucosa oral. Existem diferentes tipos de tratamento para esta lesão, incluindo excisão com bisturi, electrocauterização, criocirurgia, cirurgia a laser e medicamentos. As lesões podem ser removidas com laser e favorecem a regeneração de um epitélio novo e saudável. As lesões pequenas podem ser removidas com um laser de dióxido de carbono com uma margem de 3 a 4 mm. A decisão entre a excisão ou a vaporização baseia-se na textura e na espessura da lesão. As lesões hiperqueratóticas espessas têm menos conteúdo de água, pelo que a vaporização não pode ser efectuada. As lesões difusas não podem ser tratadas por excisão. Nessas lesões, os lasers de dióxido de carbono podem ser utilizados num modo desfocado para produzir um padrão de hachuras cruzadas. A desvantagem da vaporização é que não é possível recolher uma amostra e enviá-la para exame patológico, pelo que a histologia da lesão não pode ser determinada.

Líquen plano oral

É uma doença inflamatória crónica que causa estrias brancas bilaterais, pápulas ou placas na mucosa bucal, língua e gengiva. As lesões orais apresentam-se sob duas formas: reticular e erosiva. A forma reticular é caracterizada por linhas brancas entrelaçadas denominadas estrias de Wickham. A forma erosiva aparece como uma área eritematosa com ulceração central. O líquen plano erosivo pode ser controlado através de tratamento com laser. O laser de dióxido de carbono deve ser utilizado juntamente com medicamentos locais e sistémicos selecionados. O laser de contacto Nd:YAG com sonda redonda também pode ser utilizado.[30]

Fibrose submucosa oral

A fibrose submucosa oral (OSMF) é uma doença crónica caracterizada pela incapacidade progressiva de abrir a boca. Estão disponíveis várias modalidades de tratamento para a sua gestão, mas estas têm sido largamente ineficazes. Na era moderna, a utilização do laser para libertar bandas fibróticas conduz à cicatrização com cicatrizes mínimas, diminuindo assim a probabilidade de trismo induzido pelo procedimento. O laser de díodo é um dispositivo portátil que emite raios através de um cabo de fibra ótica e, por conseguinte, pode ser aplicado em áreas de "difícil acesso". A sua profundidade de corte é inferior a 0,01 mm, pelo que preserva os tecidos para além desta profundidade. Proporciona uma linha precisa de corte controlado sem danificar os músculos e as estruturas mais profundas. Assim, a terapia laser elimina a utilização de enxertos para fechar o defeito, apesar de uma ressecção extensa. Produz excelentes resultados funcionais.

Infecções pelo vírus do herpes simples

Os vírus do herpes simplex tipos 1 e 2 são os principais agentes infecciosos associados às ulcerações orais e genitais. Estão disponíveis diferentes métodos de identificação do HSV e de tratamento das lesões da cavidade oral, incluindo a utilização de medicamentos antivirais orais, intravenosos ou tópicos. A terapia laser de baixa intensidade (LLLT) pode ser utilizada em associação com a terapia convencional. A escolha do método de tratamento dependerá do número, da localização e do tamanho das lesões. A LLLT apresenta efeitos anti-inflamatórios e analgésicos, contribuindo para a reparação dos tecidos e a proliferação de fibroblastos e para um aumento do intervalo entre infecções; além disso, não contribui para a resistência viral.

Úlceras aftosas recorrentes

É a lesão ulcerativa oral mais comum. A causa exacta destas úlceras é desconhecida. Recentemente, a LLLT tem sido utilizada como modalidade de tratamento. Ajuda no alívio imediato da dor e acelera a cicatrização da ferida.

De acordo com De Souza et al, verifica-se um alívio significativo da dor na mesma sessão após o tratamento com laser e a lesão regride totalmente em 4 dias. Quando se utilizam esteróides, são necessários 5 a 7 dias para a regressão.[56] Walsh LJ fez uma enorme quantidade de investigação sobre os mecanismos propostos para a ação da LLLT nos tecidos duros e moles e propôs que os lasers frios (lasers LLLT) aceleram a cicatrização das feridas e reduzem a dor, talvez "estimulando a fosforilação oxidativa nas mitocôndrias e modulando as respostas inflamatórias".

Dor orofacial

Dor nevrálgica do trigémeo

A nevralgia do trigémeo é uma doença neuropática do nervo trigémeo que provoca episódios de dor intensa nos olhos, lábios, nariz, couro cabeludo, testa e maxilar, sendo a maioria dos casos unilateral (>95%). Esta dor lancinante encontra-se tipicamente na distribuição da segunda e terceira divisões do nervo trigémeo e pode ser desencadeada pelo movimento facial, temperatura fria, falar e outras actividades comuns. Segundo Eckerdal e Bastin, o laser de baixa intensidade com comprimento de onda de 830 nm foi eficaz no tratamento de 81% dos pacientes, sendo que 42% deles não apresentavam dor após um ano. Em contrapartida, verificou-se uma melhoria em 50% dos doentes que tinham sido tratados com injeção de álcool e apenas 20% permaneceram sem dor ao fim de um ano. Foi igualmente demonstrado que, em comparação com o placebo, o laser de baixa intensidade é significativamente eficaz no alívio da dor.

Dor miofacial

A síndrome de disfunção da dor miofacial (SDMF) é a causa mais comum de dor e de limitação da função do sistema mastigatório. Os efeitos dos LLL para controlar o desconforto dos pacientes são investigados com frequência. Vários estudos demonstraram que a utilização do laser de comprimento de onda de 830 nm em várias consultas pode reduzir ou eliminar a dor miofacial. Shirani et al avaliaram a eficácia de um LLLT que produzia comprimentos de onda de 660 e 890 nm e concluíram que o LLLT era um tratamento eficaz para a redução da dor em doentes com MPDS.

Dor na perturbação da articulação temporomandibular

A dor na articulação temporomandibular (ATM) é reconhecida como uma importante fonte de incapacidade que conduz a custos socioeconómicos consideráveis em resultado de tratamentos médicos, intervenções cirúrgicas e ausências frequentes do trabalho.[59] Um potencial tratamento não-invasivo para a dor na ATM é a LLLT. A eficácia clínica relativa da LLLT para o tratamento das disfunções temporomandibulares (DTM) é controversa. Alguns autores relataram que a eficácia da LLLT é superior à terapia placebo, enquanto outros não encontraram diferenças significativas entre a LLLT e o placebo para medidas de dor na ATM.

Mucosite Dor

A avaliação patológica da mucosite revela um adelgaçamento da mucosa que conduz a uma úlcera pouco profunda, que se pensa ser causada por inflamação e depleção da camada basal epitelial com subsequente desnudação e infeção bacteriana. A irradiação com laser de hélio/neon (comprimento de onda 632,8 nm) de energia "baixa" ou "baixa e média" (potência de saída entre 5 e 200 mW) tem sido considerada uma técnica simples e atraumática (sem toxicidade conhecida em contexto clínico), útil no tratamento de mucosites de várias origens.

Patologias das glândulas salivares

Sialolitíase

A sialolitíase é a doença mais comum das glândulas salivares. Caracteriza-se pelo desenvolvimento de calcificações (sialólitos) que se acumulam no parênquima das glândulas salivares e nos sistemas ductais associados. A maioria dos sialólitos encontra-se na glândula submandibular.

Vários tipos de lasers têm sido utilizados para tratar a sialolitíase, incluindo os lasers de dióxido de carbono, de díodo, Ho:YAG e Nd:YAG. Dentre estes, o laser de diodo tem sido relatado como tendo mais vantagens. Tem uma maior absorção pela hemoglobina, oxihemoglobina e melanina, tornando assim a sua profundidade de penetração menor do que o laser Nd-YAG. Devido à menor penetração em tecidos ricos em sangue, o laser de díodo é considerado seguro nos tecidos adjacentes. Devido à sua excelente capacidade de corte e coagulação, o laser de díodo é uma opção alternativa para a cirurgia dos tecidos moles.

Mucocele

A mucocele é uma lesão comum da mucosa oral que resulta de uma alteração das glândulas salivares menores devido a uma acumulação de muco. A mucocele envolve a acumulação de mucina causando um inchaço limitado. O laser de CO2 tem uma elevada taxa de absorção de água e é bem absorvido por todos os tecidos moles com elevado teor de água. Para além disso, os seus efeitos nos tecidos adjacentes são mínimos. Estas propriedades fazem do laser de CO2 o tratamento cirúrgico perfeito para os tecidos moles orais. O corte é preciso e não afecta a camada muscular, causa uma hemorragia mínima e quase nenhuma reação inflamatória aguda. O tempo de operação é curto (3 a 5 minutos), o que o torna um tratamento conveniente para crianças e pacientes que não suportam tratamentos longos.

Biópsia

No que respeita à técnica utilizada, podemos distinguir a biópsia como incisional e excisional. A biópsia excisional consiste na remoção da lesão na totalidade, permitindo, ao mesmo tempo, efetuar um procedimento diagnóstico e terapêutico. A biópsia incisional envolve a remoção de um ou mais fragmentos representativos da lesão, juntamente com os tecidos adjacentes, profundos e circundantes, e só após o exame histológico é possível estabelecer o tratamento da lesão residual.

É possível efetuar retiradas de amostras histológicas recorrendo a dois procedimentos diferentes, que são utilizados, respetivamente, o bisturi e o laser. As biópsias a laser apresentam algumas vantagens em relação às realizadas com o bisturi: geralmente, estas intervenções não requerem anestesia ou suturas e a cicatrização da zona dadora, pelo menos nas fases iniciais, é mais rápida. Os lasers mais utilizados para este efeito são o laser de díodo, o laser KTP, o laser de CO2, o laser Nd:YAG e o laser Er:YAG.

Vantagens

Um dos principais benefícios da utilização de lasers dentários é o campo cirúrgico seco e uma melhor visualização. Também proporciona a esterilização da superfície dos tecidos e a redução da bacteriémia. Há uma diminuição da dor, do inchaço, do edema e das cicatrizes. Os tecidos tratados com laser apresentam um trauma mecânico mínimo com uma resposta de cicatrização mais rápida e são amplamente aceites pelos pacientes. Quando o laser é utilizado, o tempo de operação é reduzido e os doentes necessitam de um período de hospitalização mais curto, o que é rentável.

Desvantagens

Os instrumentos actuais apresentam algumas desvantagens: o seu custo é relativamente elevado e a utilização de lasers exige formação especializada. Os instrumentos dentários utilizados principalmente são de corte lateral e final, pelo que é necessária uma modificação da técnica clínica. Nenhum comprimento de onda permite tratar de forma óptima todas as doenças dentárias. Além disso, são prejudiciais para os olhos e para a pele.

Uma série de lesões intra-orais pode ser tratada com laser. A importância da utilização do laser para a biopsia e vaporização de lesões extensas e difusas da mucosa reside na velocidade incomparável, na eficácia e na tolerabilidade global em comparação com outras modalidades cirúrgicas. A mucosa de toda a cavidade oral pode ser vaporizada sem morbidade significativa para o paciente e sem grandes problemas de alimentação e hidratação quando o paciente recebe alta do hospital. Strong et al (década de 1970) utilizaram o laser de CO2 para a excisão de lesões pré-malignas e malignas. Apfelberg utilizou o laser de árgon para remover lesões vasculares como hemangiomas e nevus flammeus da região maxilofacial.

Úlceras aftosas

As úlceras aftosas são dolorosas e frequentemente recorrentes. O tratamento a laser das úlceras aftosas é uma alternativa à terapia farmacológica paliativa temporária. O laser proporciona alívio da dor e da inflamação, com cicatrização normal desta lesão oral incómoda e potencialmente recorrente. Os lasers, quando utilizados em modo desfocado, removem as terminações nervosas expostas. A lesão pode ser tornada insensível a baixa potência em 4 minutos ou menos. O tempo de cicatrização é reduzido de forma significativa.

Mucosite por radiação

A mucosite por radiação continua a ser uma complicação comum dos regimes de quimiorradioterapia de dose elevada, com complicações potencialmente graves devido à imunossupressão do recetor. A terapia laser de baixa intensidade (LLLT) tem-se revelado eficaz na redução da gravidade das lesões da mucosite oral e do tempo de cicatrização das feridas.

Cowen et al (1997), num ensaio aleatório, em dupla ocultação, utilizando a terapia com laser de baixa intensidade He-Ne, examinaram a prevenção da mucosite oral resultante da quimiorradioterapia de alta dose antes do transplante de medula óssea. Este estudo mostrou que o laser de baixa

A laserterapia de nível elevado aplicada profilaticamente durante a quimioterapia pode reduzir a gravidade da mucosite.

Cicatrização de feridas

A cicatrização de feridas é um processo complexo com respostas locais e sistémicas e envolve vários tipos de células, enzimas, factores de crescimento e outras substâncias. A utilização da terapia laser de baixa intensidade na cicatrização de feridas demonstrou ser eficaz na modulação das respostas locais e sistémicas. Em estudos sobre as respostas dos fibroblastos aos lasers, foi relatado um aumento da divisão celular e da produção de colagénio. No entanto, é possível que os efeitos da terapia laser de baixa intensidade na cicatrização de feridas dependam não só da dose total de irradiação, mas também do tempo de irradiação e do modo de irradiação.

LASERS EM RADIOLOGIA ORAL

Colimador guiado por laser

Chau et al (2006) avaliaram o efeito de um colimador guiado por laser na formação em radiografia intra-oral. Foi fabricado um colimador personalizado com quatro díodos laser vermelhos de baixa potência em cada canto do rebordo de uma caixa cúbica de liga de alumínio. Quando ativado, as dimensões efectivas dos feixes de laser eram de 4 cm x 4,5 cm. 18 estudantes de higiene dentária foram divididos aleatoriamente em grupos de teste e de controlo. O grupo laser utilizou um colimador retangular com o dispositivo laser, enquanto o grupo não laser utilizou um colimador retangular convencional. Todas as radiografias foram avaliadas e classificadas em três categorias:

1. Excelente.
2. Aceitável
3. Repetir.

O grupo com laser produziu menos cortes de cone do que o grupo sem laser. O grupo com laser produziu mais radiografias excelentes com menos repetições do que o grupo sem laser. Assim, concluiu-se que o dispositivo colimador guiado por laser pode reduzir eficazmente o número de repetições num grupo de alunos principiantes em radiografia intra-oral. Após a aplicação do dispositivo, o número de repetições foi reduzido em quase 4%.

Fotodinâmica e fotoquimioterapia

O tratamento do cancro é complicado devido à heterogeneidade das lesões neoplásicas. A radiação ionizante e a cirurgia têm potencial curativo, mas deixam vários efeitos adversos. As novas abordagens apontam para uma terapia medicamentosa sistémica com potencial curativo e toxicidade mínima para o hospedeiro, sendo a modalidade atual a terapia fotodinâmica.

A utilização mais antiga de substâncias sensíveis à luz (psoralens) no tratamento de doenças remonta há mais de 6000 anos ao antigo Egito. A referência à utilização de extractos de plantas para o restabelecimento da pigmentação da pele também foi feita em 1400 a.C. no Arthva-veda e os efeitos fototóxicos dos psoralenos foram descritos com precisão mais tarde pelo médico árabe Ibn El-Bitar (1250 d.C.).

Estudos recentes utilizaram a injeção intravenosa de agentes quimiossensibilizadores que também são fluorescentes, de modo que a localização do tumor também é viável com um sistema de imagiologia adequado. Quando estes tecidos são expostos à energia da luz, normalmente fornecida por um laser de corante sintonizável ou por um laser de árgon, a reação fotoquímica é catalisada, libertando os agentes tóxicos responsáveis pela morte celular e pela necrose do tumor. Relatórios recentes sugerem que a TFD induz a apoptose, o que dá uma nova perspetiva sobre a natureza da fotodestruição, para além do fotodano direto do tumor e do bloqueio vascular secundário. A terapia fotodinâmica (PDT) consiste na administração de fotossensibilizadores que são devidos ou químicos a um nível extremamente baixo ou não tóxico para o hospedeiro. Se esta substância química for absorvida ou retida durante mais tempo pelas células malignas do que pelas células normais, os tumores sensibilizados podem ser expostos, na presença de oxigénio, a um feixe laser de baixa energia com um comprimento de onda selecionado.

Mecanismo de foto-oxigenação

Muitos corantes fotoquímicos e vários constituintes celulares naturais absorvem a luz e sofrem reacções fotoquímicas que causam danos nos tecidos. Este processo, a ação fotodinâmica, requer oxigénio e danifica as moléculas biológicas alvo por foto-oxigenação. O resultado é a desativação de enzimas e danos nas membranas por oxigenação de ácidos gordos insaturados e colesterol.

Foram identificados dois mecanismos de competição, o Tipo I e o Tipo II. Os factores que regem a competição são a concentração de oxigénio, as reactividades do substrato, o estado excitado do sensibilizador, a concentração do substrato e o tempo de vida do oxigénio singlete. A baixa concentração de oxigénio, a elevada reatividade do substrato, a elevada reatividade e concentração do sensibilizador e o curto tempo de vida do oxigénio singlete favorecem o mecanismo do tipo I, com o corante excitado a oxidar diretamente as macromoléculas celulares ou a formar radicais de oxigénio. A reação do tipo II, mais comum, ocorre quando um corante excitado reage com o oxigénio para produzir oxigénio singlete, contendo um eletrão transferido para um estado de energia instável superior.

Caraterísticas do corante laser

O corante laser tem as seguintes caraterísticas

1. O corante deve ser solúvel e permanecer estável em solução aquosa a pH fisiológico para permitir a circulação e a acumulação selectiva nas células.
2. Deve demonstrar captação e retenção selectivas pelas células malignas, permitindo a distinção entre células normais e malignas.
3. O corante laser deve poder ser transportado passiva ou ativamente para o interior das células tumorais e ter como alvo um organelo intercelular essencial. Por exemplo, o Rh-123 localiza-se nas mitocôndrias.
4. O comprimento de onda de emissão do laser deve corresponder aos máximos de absorção do corante. Por exemplo, o Rh-123 tem um pico de absorção nas células a 516 nm, que corresponde ao comprimento de onda do laser de árgon de 514,5 nm.
5. Não deve ser tóxico e deve ser rapidamente metabolizado para reduzir os potenciais efeitos secundários.

VANTAGENS E DESVANTAGENS

Vantagens:

1. Fornecimento preciso de energia ao tecido doente através de microscópios, pelo que os danos nos tecidos circundantes são mínimos.
2. O feixe de laser exerce um efeito hemostático ao selar os vasos sanguíneos, tornando o campo de cirurgia menos sanguíneo. Isto permite uma excelente visibilidade e precisão na remoção de tecidos.
3. A precisão na destruição dos tecidos, devido à boa visualização dos planos dos tecidos através de um microscópio operatório, permite um controlo preciso, juntamente com a iluminação e a ampliação do campo operatório.
4. A redução da inflamação pós-operatória e do edema devido à selagem dos vasos linfáticos resulta num menor edema da ferida, não ocorrendo qualquer fuga de serosa ou linfa para o tecido.
5. Há poucas cicatrizes pós-operatórias, o que resulta em poucas indurações ou restrições nos movimentos dos tecidos moles intra-oralmente e a área cicatrizada é macia à palpação.
6. Redução da sensação de dor pós-operatória devido à selagem das terminações nervosas e à diminuição da libertação de mediadores da dor.
7. Não é necessário pressionar ou suturar para fechar a ferida.
8. O tempo de operação é reduzido e a destruição imediata do tecido pode ser efectuada.
9. Esterilização da ferida devido à redução da quantidade de microorganismos expostos à radiação laser.
10. Ausência relativa de cicatrizes e de fecho da ferida.
11. As células malignas ou as partículas de células imunologicamente activas são destruídas durante a cirurgia a laser e também a selagem dos vasos sanguíneos e linfáticos, o que permite evitar a propagação do tumor.
12. A cirurgia a laser requer um mínimo de instrumentação e de manuseamento do tecido circundante.

13. Qualquer recidiva da lesão pode ser facilmente tratada.

14. A exposição do esmalte dentário ao laser provoca uma redução da desmineralização ou da permeabilidade do esmalte ou uma alteração morfológica microscópica que torna o esmalte mais resistente aos ácidos, diminuindo assim a atividade da cárie.

15. O acesso a locais anatómicos de difícil acesso é fácil.

16. Tem a capacidade de coagular, vaporizar e incisar tecidos.

17. Elevada aceitação por parte dos doentes.

Desvantagens:

1. Instrução especializada, didática e clinicamente orientada, necessária para a utilização do laser pelo cirurgião e pessoal auxiliar.

2. O equipamento laser é dispendioso.

3. É necessária uma ligação especializada de cablagem e canalização.

4. O feixe de laser pode ferir o doente ou o operador através do feixe direto ou da luz reflectida, causando queimaduras na retina.

5. A exposição do laser à superfície dos dentes, quer acidental quer intencional, causa danos pulpares irreversíveis.

6. A anestesia geral é normalmente necessária para os doentes submetidos a tratamento com laser na boca.

7. Se um feixe de laser atingir um tubo anestésico combustível que esteja a transportar gases anestésicos, este inflamar-se-á e poderá ser fatal.

8. Atraso na cicatrização da ferida devido ao atraso na regeneração epitelial.

9. Perda de feedback tátil na incisão do instrumento laser.

10. Podem ser utilizadas soluções aquosas para a preparação e os tecidos devem ser secos, uma vez que os fluidos reduzem a eficiência do laser.

11. A remoção dos tecidos moles que cobrem o osso pode danificar o osso subjacente e provocar um atraso na cicatrização e o sequestro de fragmentos

ósseos desvitalizados. Está disponível apenas em hospitais.

CONCLUSÃO

Laser é um acrónimo para LIGHT AMPLIFICATION BY STIMULATED EMISSION OF RADIATION (AMPLIFICAÇÃO DA LUZ POR EMISSÃO ESTIMULADA DE RADIAÇÃO). É um dispositivo que converte a energia eléctrica ou química em energia luminosa. Ao contrário da luz normal, que é emitida espontaneamente por átomos ou moléculas excitados, a luz emitida pelo laser ocorre quando um átomo ou molécula retém um excesso de energia até ser estimulado a emiti-la.

Em medicina oral, os lasers podem ser utilizados para tratar muitas lesões orais, tais como úlceras aftosas, herpes labial e gengivoestomatite, lesões e condições pré-malignas, carcinoma verrucoso e mucosite por radiação.

Independentemente do comprimento de onda utilizado, os lasers em medicina dentária oferecem uma variedade de vantagens. Uma vez que o laser veda os vasos sanguíneos, oferece um campo operatório seco e uma excelente visibilidade, reduzindo o tempo operatório. Para além disso, o laser sela os vasos linfáticos, o que resulta num inchaço mínimo no pós-operatório. Os lasers oferecem a capacidade de ultrapassar curvas e dobras na cavidade oral e podem vaporizar, cortar e coagular tecidos. Com a utilização de lasers, a dor é reduzida, provavelmente devido à selagem das fibras nervosas. As hipóteses de trauma mecânico são reduzidas; a cicatrização é mínima e raramente são necessárias suturas. Também provocam uma redução da contagem de bactérias. Para além destas vantagens, a maior vantagem do laser é a elevada taxa de aceitação por parte dos doentes.

REFERÊNCIAS

1. Dirk Basting, Klaus Pippert, et al. História e perspectivas futuras da tecnologia do excimer laser. RIKEN Review No. 43 (janeiro, 2002): Focado no 2° Simpósio Internacional sobre Microfabricação de Precisão a Laser (LPM2001).

2. Jason Newman, Vijay Anand. Aplicações do laser de díodo em otorrinolaringologia - Artigo original. ear, nose & throat journal, dez, 2002.

3. Oswal e M. Remacle et al. Principle and Practice of Lasers in Otolaryngology and Head & Neck Surgery (Princípio e Prática dos Lasers em Otorrinolaringologia e Cirurgia de Cabeça e Pescoço)

4. JY Kim, A Hosoya, S Kwak, SW Cho, YJ Kim, HS Jung. Análise da Expressão Génica na Região da Raiz do Dente em Desenvolvimento Utilizando a Microdissecção por Captura a Laser. European Cells and Materials Vol. 14. Suppl. 2, 2007.

5. Nora Raffetto. Lasers na terapia periodontal inicial. Dental Clinics of North America 2004

6. David Hornbrook. Lasers em Medicina Dentária. Hoya ConBio PN 992.9165 Rev A 2006.

7. A. Husein. Applications of Lasers in Dentistry: Uma revisão, Arquivos de Ciências Orofaciais 2006

8. M. Thomas George, Ashima valiathan, et al. Laser em medicina dentária. Current science, vol. 64, No.4, 25 FEVEREIRO1993.

9. Robert A. Strauss, Steven D. Fallon. Laser na cirurgia oral e maxilofacial

contemporânea. Clínicas dentárias da América do Norte 2004

10. Donald J. Coluzzi. Uma visão geral dos lasers em medicina dentária. Academia de Odontologia a Laser 2008

11. George Romanos, Georg-Hubertus. Laser de díodo (980nm) em procedimentos cirúrgicos orais e maxilofaciais: Observação clínica baseada na aplicação clínica. Journal of clinical laser medicine & surgery, volume 17, número 8, 1999.

12. S. Anil, Dr. T. Ramachandran et al. Aplicação de laser em medicina dentária. Jornal da Associação Dentária Indiana. março de 1992.

13. Donald J. Coluzzi. Fundamentos dos lasers dentários: ciência e instrumentos. Clínicas dentárias da América do Norte 2004

14. O. Hamadah, P.J. Thomson. Factores que afectam o tratamento com laser de dióxido de carbono para pré-cancro oral: A Patient Cohort Study (Um estudo de coorte de pacientes). Lasers em Cirurgia e Medicina (2009).

15. D. R. Lai, H. R. Chen, L. M. Lin, et al. Avaliação clínica de diferentes métodos de tratamento para a fibrose submucosa oral. Uma experiência de 10 anos com 150 casos. J Oral Pathol Med 1995

16. F. WONG, et al. Tratamento da Leucoplasia Oral com Bleomicina Tópica - Um Estudo Piloto. CANCER. Vol. 64 15 de julho de 1989.

17. Mona Soliman, Ahmed EL Kharbotly et al. Tratamento do líquen plano oral com laser de díodo (980nm). Revista online de dermatologia egípcia vol. 1 no 1:3, junho de 2005

18. Siegel MA. Diagnóstico e tratamento de infecções recorrentes por herpes

simplex. J Am Dental Assoc 2002;133(9):1245-1249.

19. De Souza To, Martins MA, Bussadori SK, et al. Avaliação clínica do tratamento com laser de baixa intensidade para estomatite aftosa recorrente. Phtomed Laser Surg 2010 Oct;282(2):85-88.

20. Eckerdal A, Bastin L. Pode a terapia laser de baixo nível reativo ser utilizada no tratamento da dor facial neurogénica? Uma investigação em dupla ocultação e controlada por placebo em doentes com nevralgia do trigémeo. Laser Ther 1996; 8:247-252.

21. Eckerdal A, Bastin L. Uma investigação duplamente cega e controlada por placebo em doentes com nevralgia do trigémeo. Laser Ther 2003; 12:112-120.

22. Dundar U, Ericke D, Samli F, et al. O efeito da terapia com laser de gálio no tratamento da síndrome da dor miofacial. Clin Rheumathol 2007;26(6):930-934.

23. Bradly P, Heller G. O efeito do laser de 830 nm na dor miofacial crónica. Pain 2006;124(1- 2):201-210.

24. De Abreu Venancio R, Camparis CM, De Fátima Zantirato, et al. Terapia laser de baixa intensidade no tratamento de desordens temporomandibulares: um estudo duplo-cego. J Oral Rehabil 2005;32(11):800-807.

25. Huang TC, Dalton JB, Monsour FN, Savage NW. Múltiplos e grandes sialólitos do ducto da glândula submandibular: um relato de caso. Aust Dent J 2009;54(1):61-65.

26. Condor D, Culciţchi C, Blum R, Baru O, Buduru S, Kui A, Ţig I. Uma revisão da terapia mediada por laser de CO2 para lesões da mucosa oral.

Ciências Aplicadas. 2021 Aug 23;11(16):7744.

27. Sneha S, Mhapushar A, Jadhav S, Nisa SU. Laser em lesões da mucosa oral - uma ferramenta inovadora. prática. 2017; 5:6.

28. Asnaashari M, Zadsirjan S. Aplicação do laser na cirurgia oral. Jornal de lasers em ciências médicas. 2014;5(3):97.

29. FERRAZ RAMEIRO AC, ROMÃO CANUTO TS, LEÃO FILHO JC, LEÃO JC. LASERS NO TRATAMENTO DE DOENÇAS DA MUCOSA BUCAL: UMA REVISÃO DE LITERATURA. Journal of Surgical & Clinical Dentistry. 2018 Jan 1;16(1).

30. Luo R, Wang Y, Li R, Ma Y, Chen H, Zhang J, Shen J. A terapia com laser diminui a recorrência da leucoplasia oral e aumenta o conforto do paciente: uma meta-análise em rede e uma revisão sistemática. BMC Saúde Oral. 2024 Abr 17;24(1):469.

31. Verma SK, Maheshwari S, Singh RK, Chaudhari PK. Laser em medicina dentária: Uma ferramenta inovadora na prática dentária moderna. Jornal nacional de cirurgia maxilofacial. 2012 Jul 1;3(2):124-32.

32. Maheshwari S, Jaan A, Vyaasini CS, Yousuf A, Arora G, Chowdhury C. O laser e as suas implicações na medicina dentária: Um artigo de revisão. Jornal de Investigação e Opinião Médica Atual. 2020 Ago 14;3(08).

33. Kumari A, Bagati M, Asrani K, Yadav A. Aplicação do laser em medicina dentária - uma revisão da literatura. Jornal de Ciências Dentárias da RGUHS. 2021;13(2).

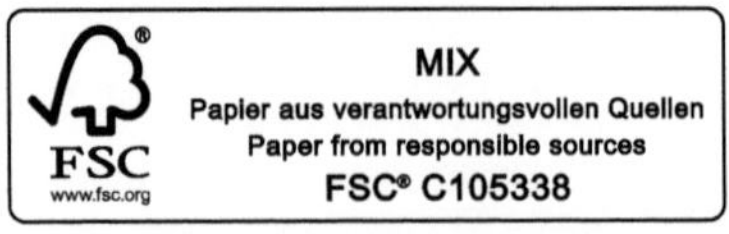

Printed by Books on Demand GmbH, Norderstedt / Germany